TRABAJO DE INVESTIGACIÓN

"Evaluación del cumplimiento terapéutico de los pacientes con Insuficiencia renal crónica sometidos a hemodiálisis"

ÍNDICE

TITULO DEL TRABAJO:

"Evaluación del cumplimiento terapéutico de los pacientes con Insuficiencia renal crónica sometidos a hemodiálisis"

FECHA: 5 Mayo del 2017

I.RESUMEN

INTRODUCCIÓN

La Insuficiencia renal crónica (IRC) es actualmente un problema de salud pública importante en nuestra sociedad. La prevalencia a nivel mundial supera un 10%. Esta enfermedad es asociada a una importante morbi-mortalidad cardiovascular y a un coste anual muy alto asociado al tratamiento de pacientes en fases avanzadas.

METODOLOGIA

Estudio observacional descriptivo, transversal. Los sujetos a estudio fueron pacientes diagnosticados de insuficiencia renal crónica sometidos a Hemodiálisis en el Hospital Central de Asturias (HUCA).

A través de entrevista personal se les facilito los cuestionarios para realizar de forma autoaplicada sobre datos de carácter sociodemográfico y los cuestionarios de evaluación. La participación en el estudio fue voluntaria y la recogida de datos se llevo a cabo durante los meses de Febrero a Abril de 2017.

Para el análisis de los datos se utilizo el programa estadístico Statistical Package for the Social Science (SPSS) versión 22.0.

CONCLUSIONES

El 94,6% de los pacientes con IRC sometidos a hemodiálisis cumplen el tratamiento.
El 86,5% de los pacientes toman la medicación a la hora adecuada.
El 86,5% de los pacientes con IRC no dejan de tomar la medicación.
Un 100% de los pacientes no dejan de tomar la medicación cuando se encuentran bien.
Las variables sociodemográficas a estudio no influyen en el cumplimiento terapéutico.

PALABRAS CLAVE

"ENFERMERIA; CUMPLIMIENTO; HEMODIALISIS; INSUFICIENCIA RENAL".

WORK TITLE:

"Evaluation of the therapeutic compliance of patients with chronic renal failure undergoing hemodialysis"

SUMMARY

INTRODUCTION

Chronic renal failure (CKD) is currently a major public health problem in our society. The prevalence worldwide exceeds 10%. This disease is associated with an important cardiovascular morbi-mortality and a very high annual cost associated with the treatment of patients in advanced stages.

METHODOLOGY

Descriptive observational, cross-sectional study. The subjects under study were patients diagnosed with chronic renal failure undergoing Hemodialysis at the Central Hospital of Asturias (HUCA).

Through a personal interview they were given the questionnaires to Self-report on socio-demographic data and evaluation questionnaires.Participation in the study was voluntary and the data collection will be carried out during the months of February to April 2017.

Statistical Package for Social Science (SPSS) version 22.0 will be used for the analysis of the data.

CONCLUSIONS

94.6% of patients with CRF undergoing hemodialysis are on treatment.
86.5% of patients take the medication at the right time.
86.5% of patients with CRF do not stop taking the medication.
100% of patients do not stop taking the medication when they are well. The sociodemographic variables under study do not influence the therapeutic compliance.

KEYWORDS

"NURSING; FULFILLMENT; HEMODIALYSIS; RENAL INSUFFICIENCY".

II.INTRODUCCION

i.Marco teórico

i.Historia

En 1773, Rouelle le Cadet fue el primero en utilizar el término urea, describiéndolo como sustancia jabonosa presente en la orina[1], a finales de ese mismo siglo (1797-1808), Fourcroy y Vauquelin lograron cristalizar ese compuesto para luego analizarlo[2].

En 1821 Jean Louis Prevost y Jean Baptiste Dumas demostraron previamente a la muerte de algunos animales se producía un incremento de la concentración de urea en la sangre[3]. Poco tiempo después John Bostock y William Pout, encontraron urea en la sangre en ciertos pacientes con enfermedad de Bright, encontrando disminuida su secreción urinaria[4].

En Escocia, en el año 1829, el médico Robert Christison se refiere concretamente a la retención de sustancias químicas en la sangre y su toxicidad, indicándolo como insuficiencia renal[4]. Unos años mas tardes, en 1840 el científico Pierre Piorry habló de la uremia como "orina en la sangre"[1].

ii. Concepto Insuficiencia Renal Crónica

La Insuficiencia renal crónica (IRC) es actualmente un problema de salud pública importante en nuestra sociedad. La prevalencia a nivel mundial supera un 10%. Esta enfermedad es asociada a una importante morbi-mortalidad cardiovascular y a un coste anual muy alto asociado al tratamiento de pacientes en fases avanzadas[5].

La National Kidney Foundation, define la IRC como la disminución renal, expresada por una filtración glomerular (FG) <60 ml/min/1.73m^2 o como la presencia de daño renal de forma persistente durante al menos 3 meses[6].

Esta enfermedad progresiva se puede clasificar en 5 estadios atendiendo a su gravedad (valorando la función renal en términos de FG), según los criterios de las Guías de práctica clínica K/DOQI (Kidney Disease Outcomes Quality Initiative)[6-7].

Los estadios 4 y 5 representan la expresión más grave de esta patología, pasándose a denominar como enfermedad renal crónica avanzada (ERCA). La disminución severa de FG se cataloga como estado 4 y si posteriormente degenera en un fallo renal (6,8 % para los estadios 3-5 de la enfermedad). Esta enfermedad también va ligada a la edad, instaurándose en mayor medida en pacientes de edad avanzada[6-7].

En Asturias la prevalencia de ERC ha aumentado durante los últimos años, ocupando actualmente una posición intermedia en el ranking de prevalencia en España. La prevalencia de pacientes con IRC en hemodiálisis es de 43,80% y con un incidencia del 80,06% según los últimos datos de SEN[8].Pondria toda la distribución tantos en DP, tantos en Tx Renal si lo tengo.

iii. Concepto Cumplimiento terapéutico

Según una definición clásica, El cumplimiento terapéutico se define como el grado en que el comportamiento de una persona, en términos de tomar la medicación, seguir una dieta o cambios en el estilo de vida coincide con los consejos médicos o sanitarios. El incumplimiento terapéutico es un problema sanitario de primer orden, ya que condiciona en gran medida la eficacia de los tratamientos prescritos[9].

En los últimos años, la educación para la salud ha adquirido una importancia creciente en las estrategias para la prevención y control de diferentes enfermedades[10].

La OMS refiere la adherencia terapéutica como un fenómeno multidimensional determinado por la acción recíproca de cinco conjuntos de factores relacionados con: el sistema o el equipo de asistencia sanitaria, la enfermedad, los aspectos socioeconómicos, el tratamiento y el paciente[11].

En términos generales, se ha estimado que cerca del 50% de los pacientes de hemodiálisis no cumplen una parte de su régimen de tratamiento. En literatura se observa que el tiempo de permanencia en hemodiálisis está relacionado con la conducta de adherencia del paciente[12].

ii. Justificación

Además del tratamiento con HD, los pacientes deben seguir un tratamiento domiciliario estricto en cuanto a dieta, medicación (quelantes del fósforo, antihipertensivos, calciomiméticos) y restricción hídrica [13-14].
No todos los pacientes son candidatos para el trasplante, lo que significa que deben recibir diálisis mientras vivan.
Esto supone cambios drásticos en el estilo de vida de cada paciente, con implicaciones laborales, emocionales y sociales.
En general, se estima la falta de adhesión en los pacientes con enfermedades crónicas en torno al 45%, cifra que puede incrementarse cuando parte de los regímenes terapéuticos consisten en un cambio de hábitos o estilos de vida, como es el caso de los pacientes en tratamiento con diálisis, cuya adherencia al tratamiento se estima en el 50%[14].
Desde el Servicio de Hemodiálisis se debe realizar un seguimiento completo del tratamiento del paciente renal de manera holística ya que se estima que el supone el 2,5% del presupuesto del Sistema Nacional de Salud y más del 4% de atención especializada. La media de gasto farmacéutico anual total por paciente se estima en 11.702 € (34,6 €/paciente/día) [13-14].

Por todo ello nos planteamos la realización de nuestro trabajo de investigación **"Evaluación del cumplimiento terapéutico de los pacientes con Insuficiencia renal crónica sometidos a hemodiálisis"** como oportunidad de mejora sobre la que intervenir mediante la realización de intervenciones correctoras que abordaran el problema, todas ellas enmarcadas en un ciclo de evaluación y mejora de la calidad.

IV. HIPOTESIS

Hipótesis Nula (H_0)

✓ Los pacientes con insuficiencia renal crónica sometidos a hemodiálisis en el Hospital Central de Asturias cumplen adecuadamente el tratamiento farmacológico prescrito.

Hipótesis alternativa (H_1)

✓ Los pacientes con insuficiencia renal crónica sometidos a hemodiálisis en el Hospital Central de Asturias no cumplen adecuadamente el tratamiento farmacológico prescrito.

V.OBJETIVOS

- **<u>Objetivo General:</u>**
- ✓ Evaluar el cumplimiento del tratamiento farmacológico prescrito en los pacientes con Insuficiencia renal crónica en el Hospital Central de Asturias.

<u>Objetivos secundarios:</u>

- ✓ Evaluar si las variables sociodemográficas y clínicas influyen en el cumplimiento del tratamiento farmacológico de los pacientes con Insuficiencia renal crónica en el Hospital Central de Asturias.

- ✓ Evaluar los conocimientos del tratamiento farmacológico de los pacientes con Insuficiencia renal crónica en el Hospital Central de Asturias.

VI.MATERIAL Y METODOS

i.Diseño del estudio

Proyecto de Investigación. Se llevara a cabo un estudio observacional descriptivo, transversal.

ii.Participantes

✓ Pacientes diagnosticados de insuficiencia renal crónica en tratamiento de Hemodiálisis en el Hospital Central de Asturias.

- **Criterios de inclusión y exclusión**

  o Inclusión:

  - Pacientes diagnosticados de insuficiencia renal crónica mayores de 18 años de edad que acuden al servicio de hemodiálisis del Hospital Central de Asturias.

  - Cumplimentación de al menos el 80% de los ítems de los cuestionarios proporcionados.

  o Exclusión

  - No ser pacientes diagnosticados de insuficiencia renal crónica que acuden al servicio de hemodiálisis del Hospital Central de Asturias.

  - No voluntariedad a responder el cuestionario.

  - No completar al menos el 80% de los ítems.

iii. Variables

  o **Variables sociodemográficas:**

Edad: variable cuantitativa discreta.

Sexo: variable cualitativa dicotómica categorizada en:

1.Hombre

2.Mujer

Situación laboral: variable cualitativa politómica categorizada como:

1.Desempleado

2.Activo

3.Jubilado

Estado civil: variable cualitativa politómica categorizada como:

1.Soltero

2.Casado

3.Divorciado

4.Viudo

o **Variables de medida:**

Causas de la IRC: variable cualitativa politómica categorizada en:

1.Nefropatía diabética

2.Uropatía obstructiva

3.Nefropatía hipertensiva

4.Glomerulonefritis

5.No filiada/desconocida

Comorbilidades: variable cuantitativa politómica ordinal categorizada en:

1.Hipertensión arterial

2.Diabetes mellitus

3.Corono-patía

Tiempo en diálisis: variable cuantitativa discreta categorizada en:

1.Menor de 1 año

2.1-3 años

3.4-6 años

4.Igual o mayor de 7 años

Nivel de dependencia: variable cualitativa politómica categorizada en:

1.Dependencia Leve

2Dependencia Moderada

3.Dependencia Severa

Tiempo desde el diagnostico inicial: variable cuantitativa discreta categorizada en:

1. Menor de 1 año

2. 1-3 años

3. 4-6 años

4. Igual o mayor de 7 años

○ **Variables de medida:**

Cumplimiento terapéutico: Se categorizara como:

Variable cuantitativa, atendiendo a la puntuación total obtenida donde mediante la suma del total de los ítems.

1.Cumple el tratamiento de manera adecuada >3

2.NO cumple el tratamiento adecuadamente <2

iv.Instrumentos

- **Cuestionario de variables sociodemográficas y variables clínicas**

Este cuestionario (Anexo i) recoge algunas de las variables más utilizadas en estudios previos y por ello permitirá obtener información relevante para el estudio.

- **Cuestionario de variable de medida**

Cuestionario Test de Morisky-Green (Anexo II) es un método de medida del cumplimiento terapéutico validado, en español, para el estudio de la adherencia al tratamiento. El test de Morisky-Green consta de cuatro preguntas:

○ ¿Se olvida de tomar alguna vez los medicamentos para tratar su enfermedad?
○ ¿Es descuidado con la hora que debe tomar la medicación?
○ Cuando se encuentra bien ¿deja alguna vez de tomar la medicación?
○ Si alguna vez la medicación le sienta mal ¿deja de tomarla?

En todos los casos se debe responder "SI" o "NO". Se considera cumplidor a quien contesta de forma correcta a las cuatro preguntas realizadas, entremezcladas durante una conversación sobre su enfermedad de forma cordial.

v. Procedimiento

En primer lugar se solicitaran todas las autorizaciones necesarias para la realización del estudio y son los siguientes:

- Solicitud al Comité Ético de Investigación Regional del Principado de Asturias (En el Anexo v se presenta el informe favorable del Comité de Ética).

- Solicitud de Dirección de Enfermería de SESPA.

Una vez adquiridos los permisos comenzaran a la entrega de los cuestionarios junto, con el consentimiento informado a cada paciente para la realización de los cuestionarios. El investigador será el encargado de recoger los cuestionarios y aclarar las dudas que se presenten.

vi.Plan de análisis

Para el análisis de los datos se utilizara el programa estadístico Statistical Package for the Social Science (SPSS) versión 22.0.

Para estudiar las variables sociodemograficas y clínicas así como la influencia de estas variables en cada una de las dimensiones, se utilizaran diferentes pruebas como Chi-cuadrado; r-Pearson ; U-de Mann Whithey y Anova en función de la categorización de las variables.

vii. Limitaciones

La limitación más importante será la fidelidad y veracidad de los datos, por tratarse de un trabajo con un componente subjetivo importante.

Sesgo de no respuesta o efecto del voluntario. El grado de interés o motivación que pueda tener el paciente que participa voluntariamente en una investigación.

Otra limitación la constituye el tamaño de la muestra, por poca participación de los pacientes.

Por último debemos señalar, que puede darse un sesgo de confusión debido a errores o malas interpretaciones del cuestionario.

VII.RESULTADOS

i. Resultados descriptivos

En las siguientes tablas se presentan los estadísticos descriptivos obtenidos para cada una de las variables estudiadas.

Sexo:

La primera variable estudiada es el sexo. Esta variable ha sido cumplimentada por los

37 profesionales encuestados. Siendo el 72,97% hombres y el 27,03% mujeres.

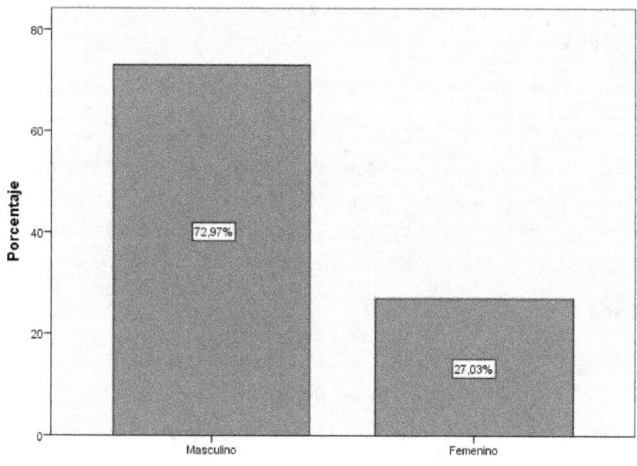

Gráfico 1. Sexo

Edad:

La edad media fue de 66,92 años con una desviación típica de 13,975.

Estado civil:

El 16,22% de los pacientes están solteros, 72,97% casados o viven en pareja y solo un

10,81 % viudos.

Situación laboral:

El 81,08% de los pacientes están jubilados frente a un 16,22% que están desempleados. Tan solo un 2,70% son activos.

Causas de la IRC:

Las principales causas de la IRC es la Nefropatía hipertensiva con un 29,73% y otras con un 35,14%.

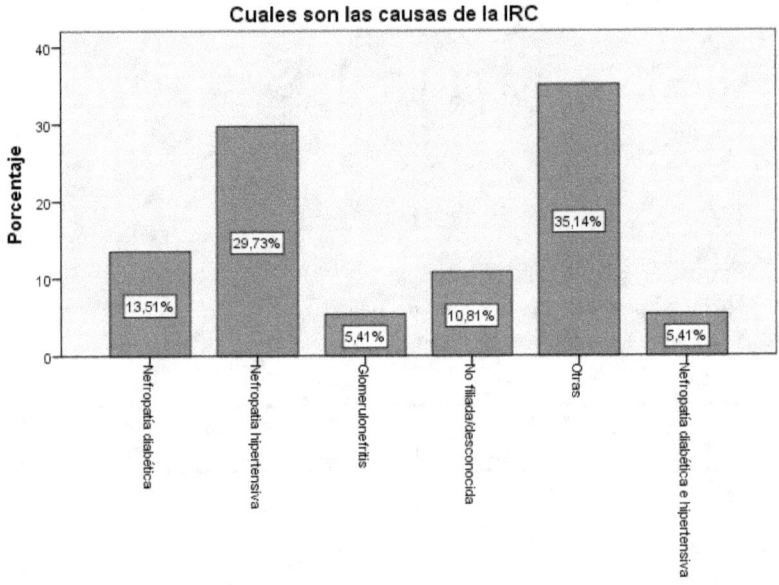

Gráfico 2. Causas IRC

Comorbilidades:

La principal comorbilidad es la HTA con un 37,84%.

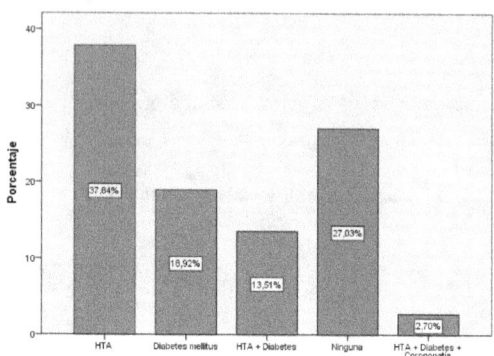

Gráfico 3. Comorbilidad

Tiempo en diálisis:

El 24,3% de los pacientes llevan menos de 1 año en hemodiálisis, un 40,5% entre 1-3 años, el 18,9 entre 4-6 años y tan solo un 16,2% igual o mayor a 7 años.

		Frecuencia	Porcentaje	Porcentaje válido	Porcentaje acumulado
Válido	<1 año	9	24,3	24,3	24,3
	1-3 años	15	40,5	40,5	64,9
	4-6 años	7	18,9	18,9	83,8
	Igual o >7 años	6	16,2	16,2	100,0
	Total	37	100,0	100,0	

Tabla 1. Tiempo de diálisis

Nivel de dependencia:

Un 72,97% de los 37 encuestados tienen un nivel de dependencia leve.

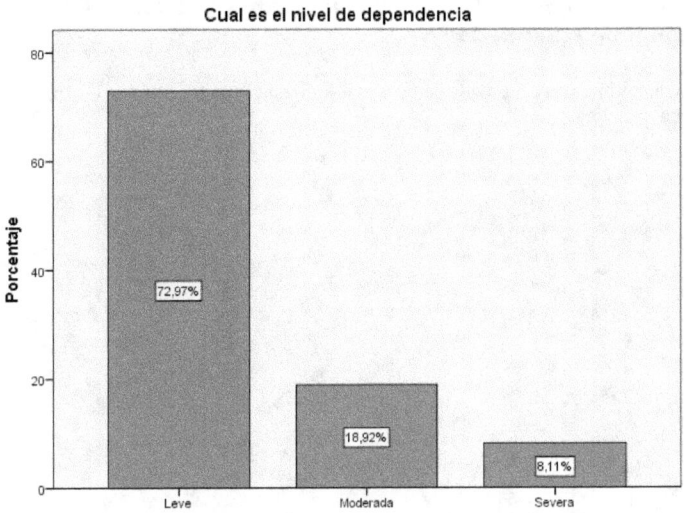

Gráfico 4. Nivel de dependencia

Tiempo desde el diagnostico inicial:

La de tiempo desde el diagnostico inicial es de 2,65 años con una desviación típica de

1,06.

Cumplimiento terapéutico:

El 94,6% de los pacientes cumplen el tratamiento mientras que un 5,4% no cumple el tratamiento.

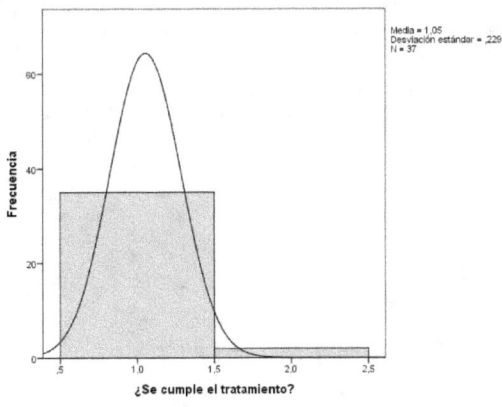

Gráfico 5. Cumplimiento terapéutico

17

PREGUNTA1. ¿Se olvida de tomar alguna vez los medicamentos para tratar su enfermedad?

El 83,8% de los pacientes no se olvida de tomar los medicamentos frente a un 16,2% que si se olvidan de hacerlo.

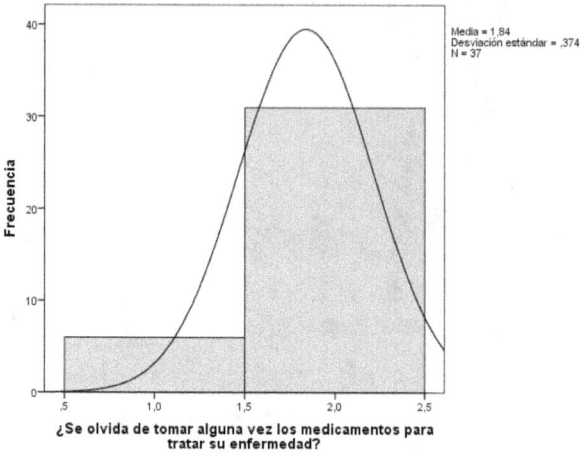

Gráfico 5. Pregunta 1

PREGUNTA 2. ¿Es descuidado con la hora que debe tomar la medicación?

El 86,5% de los pacientes no es descuidado con la hora a la que debe tomar la medicación frente a un 13,5% que si se es descuidado.

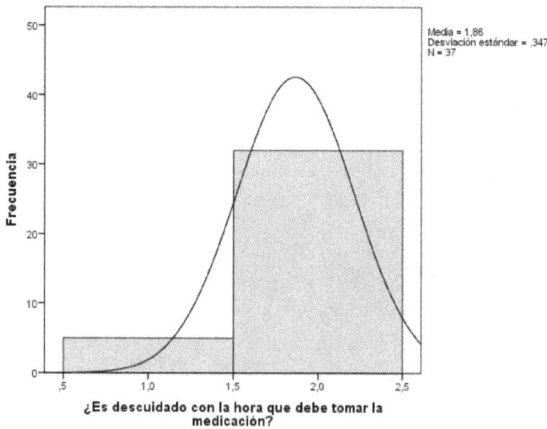

Gráfico 6. Pregunta 2

PREGUNTA 3. Cuando se encuentra bien ¿deja alguna vez de tomar la medicación?

El 100% de los pacientes no dejan de tomar la medicación cuando se encuentran bien.

Cuando se encuentra bien ¿deja alguna vez de tomar la medicación?

		Frecuencia	Porcentaje	Porcentaje válido	Porcentaje acumulado
Válido	No	37	100,0	100,0	100,0

Tabla 3. Pregunta 3

PREGUNTA 4. Si alguna vez la medicación le sienta mal ¿deja de tomarla?

El 86,5% de los pacientes no dejan de tomar la medicación si le sienta mal.

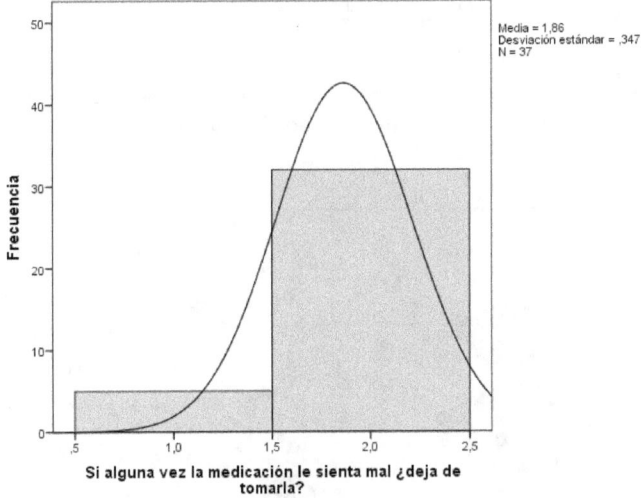

Gráfico 6. Pregunta 4

ii. Resultados comparativos

Para estudiar la relacion entre el cumplimiento terapeutico y las variables sociodemográficas, así como para estudiar la influencia de estas variables en cada una de las dimensiones se utilizaron diferentes pruebas como Chi-cuadrado; r-Pearson ; U-de Mann Whithey y Anova en función de la categorización de la variable.

Edad y Cumplimiento terapéutico:

Comparamos la variable Cumplimiento terapéutico y la edad para ver si existe relación, se ha realizado un Anova y no hay significación por debajo de p<0,05. No es estadísticamente significativo (p= 0,082).

	Suma de cuadrados	gl	Sig
Entre grupos	1,892	23	,082
Total	1,892	36	

Tabla 4. Edad y Cumplimiento terapeutico

Sexo y Cumplimiento terapéutico:

Posteriormente, para obtener si existe relación entre el cumplimiento terapéutico y sexo se realizó la prueba de la Chi-cuadrado. No hay significación estadística por debajo de p<0,05 (p= 0,473).

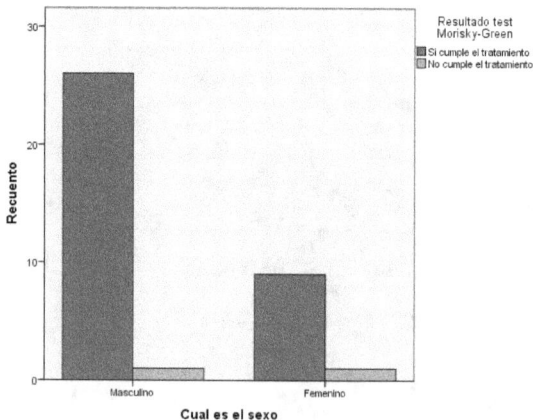

Gráfico 7. Sexo y Cumplimiento terapeutico

Estado civil y Cumplimiento terapéutico:

No existe relación entre la variable estado civil y el nivel de cumplimiento terapéutico de los pacientes sometidos a Hemodiálisis. No hay un nivel de significación estadística por debajo de p<0,05 (p= 0,393).

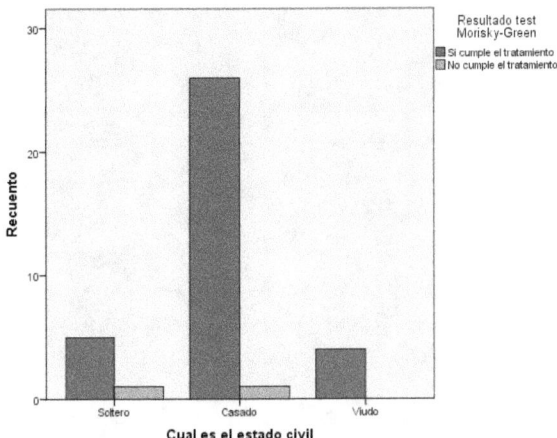

Gráfico 8.Estado civil y Cumplimiento terapeutico

Tiempo en diálisis y Cumplimiento terapéutico:

Para obtener si existe relación con la variable tiempo en diálisis se realizó la prueba de la Chi-cuadrado y no se encontró significación estadística (p=0,576).

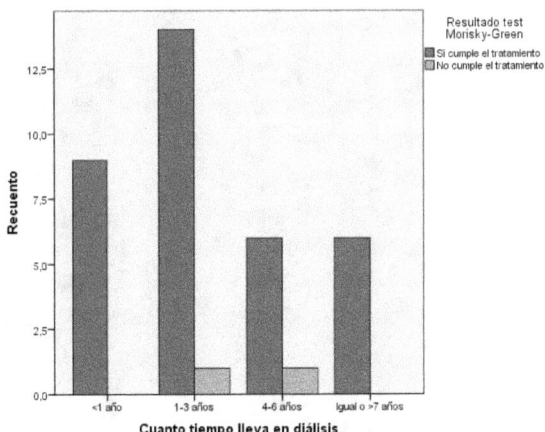

Gráfico 9. Tiempo en diálisis y Cumplimiento terapeutico

Situación laboral y Cumplimiento terapéutico:

No hay significación estadística por debajo de $p < 0.05$ ($p = 0.50$).

VIII. DISCUSIÓN

De los 37 pacientes en los servicios de hemodiálisis del Hospital Central de Asturias estudiados la tasa de respuesta fue alta con un 78% en todas las variables a estudio.

En relación con el sexo, edad, estado civil, situación laboral y tiempo en diálisis no son estadísticamente significativos. Por lo que se concluye que no hay una influencia con los niveles de cumplimiento terapéutico. Estos resultados coinciden con multitud de estudios.[10-14]

Se observó tras el análisis de resultados que un 94,6% de los pacientes cumplen el tratamiento de la IRC. Los resultados obtenidos vienen a ser similares a otros estudios.[14]

El 83,8% de los pacientes no se olvida de tomar los medicamentos frente a un 16,2% que si se olvidan de hacerlo.

El 86,5% de los pacientes no es descuidado con la hora a la que debe tomar la medicación frente a un 13,5% que si se es descuidado.

El 86,5% de los pacientes no dejan de tomar la medicación si le sienta mal y un 100% de los pacientes no dejan de tomar la medicación cuando se encuentran bien.

Los resultados demuestran que los pacientes sometidos a hemodiálisis cumplen el tratamiento y tienen altos niveles de conocimiento sobre el tratamiento.

IX.CONCLUSIONES

1. El 94,6% de los pacientes con IRC sometidos a hemodiálisis cumplen el tratamiento.

2. El 86,5% de los pacientes toman la medicación a la hora adecuada.

3. El 86,5% de los pacientes con IRC no dejan de tomar la medicación.

4. Un 100% de los pacientes no dejan de tomar la medicación cuando se encuentran bien.

5. Las variables sociodemográficas a estudio no influyen en el cumplimiento terapéutico.

X.BIBLIOGRAFIA

1. Barroso S. ¿Es el kt/v el mejor indicador de la dosis de diálisis? Rev. Nefrologia.2007:27(6):667-9.

2. Garcia-Nieto V., Luis-Yanes MI. El nefrólogo y la litiasis renal. ¿La toma o la deja ' Rev.Nefrologia.2013:33(2):155-9.

3. Cameron JS. John Bostock MD FRS (1773-1846): Physician and chemist in the shadow of a genius. Am J nephrol.1994:14(4-6):365-70.

4. Stewart Cameron J. El síndrome nefrítico y sus complicaciones. Rev. Nefrología. 1986:63(3): 21-9.

5. Alcazar R., Orte L, Gonzalez JL, Navaro JF, Martin de Francisco AL, et al. Documento de consenso SEN+semFYC sobre la enfermedad renal crónica. Nefrologia. 2008:28(3):273-82.

6. National Kidney Foundation. K/DOQI clinical practice guidelines for chronic kidney disease; evaluation, classification and stratification. Am J kidney DIS. 2002:39(Suppl 1): S46-75.

7. Eckardt HU, Coresh J, Devuyst O, Johnson RJ, Kottgen A, Levery AS, et al Evolving importance of Kidney Disease: From Subspeciality to global health burden.Lancent.3013: 382(9887): 158-69.

8. Observatorio Social de la salud cardiorenal (OSSCAR). Situación de la Enfermedad Renal Crónica en España. 2011. Disponible en: http:www.observatoriodelasaludrenal.esdescargas/Desk_research_ERC.V6.3.OSSCAR.pdf

9. Martín Alfonso L. Acerca del concepto de adherencia terapéutica. Rev. Cubana Salud Pública, 2004; 30(4):350-2.

10. Karamanidou C, Clatworthy J, Weinman J, Horne R.A systematic review o± the prevalence and determinants o± no adherence to phosphate binding medication in patients with end-stage renal disease. BMC Nephrology 2008;9: 2 doi:10.1186/1471-2369-9-2.

11. Adherence to long term therapies: evidence for actionWorld Health Organization, (2003)

12. Vila P, García P N, Gómez R, García P R, Tejuca M M, Tejuca M A. Cumplimentación terapéutica de pacientes de dialysis. En: Libro de comunicaciones del XXXII Congreso de la Sociedad Española de Enfermería Nefrológica; Cádiz 3-6 octubre 2007.p. 173-177.

13. Sociedad Española de Medicina Interna [sede Web]. Madrid: Asociación Sociedad Española de Medicina Interna; 1952 [acceso 13 de junio de 2013]. BoverJ, Cebollada J, Escalada J, Esmatjes E, et. Al. Documento de consenso sobre la Enfermedad Renal Crónica. Disponible en:

https://www.fesemi.org/documentos/publicaciones/protocolos/consenso-enfermedad-renal-cronica.pdf

14. Guerra VT, Díaz AE, Vidal K. La educación como estrategia para mejorar la adherencia de los pacientes en terapia dialítica. Rev Cubana Enfermer [Revista on-line] 2010 [acceso 13 de junio de 2013]; 26 (2). Disponible en:
http://scielo.sld.cu/scielo.php?pid=S086403192010000200007&script=sci_arttext

XI.ANEXOS

Anexo i. Hoja de cuestionarios de las variables a estudio

Pedimos su colaboración para llevar a cabo un estudio de investigación, cuyos objetivos son **"Evaluación del cumplimiento terapéutico en pacientes con Insuficiencia renal crónica sometida a Hemodiálisis".** Para ello utilizaremos una serie de cuestionarios nos gustaría contar con su colaboración. Muchas gracias.

HOJA DE REGISTRO DE DATOS

CÓDIGO

1.-EDAD_____ Años

2.-SEXO

☐ Mujer☐ Hombre

2.-SITUACION LABORAL

☐ Desempleado   ☐ Activo

☐ Jubilado

3.-ESTADO CIVIL

☐ Soltero   ☐ Casado

☐ Divorciado   ☐ Viudo

4.-CAUSAS DE LA IRC

☐ Nefropatía diabetica   ☐ Uropatía obstructiva

☐ Nefropatía hipertensiva ☐ Glomerulonefritis

 ☐ No filiada/desconocida   ☐ Otras

5.-CAUSAS DE LA IRC

☐ HTA   ☐ Coronopatía

☐ Diabetes mellitus

6.-TIEMPO EN DIALISIS

☐ < 1 año ☐ 1- 3 años

☐ 4-6 años ☐ Igual ó> 7 años

7.-NIVEL DE DEPENDENCIA

☐ Leve ☐ Moderada

☐ Severa

8.-TIEMPO DESDE EL DIAGNOSTICO INICIAL

☐ < 1 año ☐ 1- 3 años

☐ 4-6 años ☐ Igual ó> 7 años

Anexo ii. Test de Morisky-Green

Pedimos su colaboración para llevar a cabo un estudio de investigación, cuyos objetivos son **"Evaluación del cumplimiento terapéutico en pacientes con Insuficiencia renal crónica sometida a Hemodiálisis".** Para ello utilizaremos una serie de cuestionarios nos gustaría contar con su colaboración. Muchas gracias.

CÓDIGO

1. ¿Se olvida de tomar alguna vez los medicamentos para tratar su enfermedad?
   Sí
   No

2. ¿Es descuidado con la hora que debe tomar la medicación?
   Sí
   No

3. Cuando se encuentra bien ¿deja alguna vez de tomar la medicación?
   Sí
   No

4. Si alguna vez la medicación le sienta mal ¿deja de tomarla?
   Sí
   No

Si=1 No=0. Puntuación máxima 4.

Anexo iii: Encuesta para verificar la adherencia al tratamiento.

Las siguientes preguntas tienen diferentes respuestas posibles y usted debe escoge únicamente aquella que le convenga más. Marque una sola respuesta a cada pregunta, a no ser que se le indique lo contrario.

1. Edad:
   - Menor de 40 años
   - 40-55 años
   - 56-65 años.
   - 66-75 años.
   - Más de 75 años

```
CÓDIGO
```

2. Sexo:
   - Hombre.
   - Mujer.

3. Aparte de su insuficiencia renal crónica, ¿Presenta otros problemas de salud? Marque aquellos que su médico le ha diagnosticado:
   - Sobrepeso
   - Colesterol alto.
   - Diabetes Mellitus.
   - Problemas cardiacos (Infarto agudo de miocardio, Insuficiencia cardiaca
   - aguda...).
   - Problemas respiratorios (asma, bronquitis crónica, edema de pulmón...).
   - Otros:

4. ¿Toma otros tratamientos?
   - Sí.
   - No.

5. ¿Cuántas pastillas toma en total al día?
   - 1-3
   - 4-5.
   - 6 ó más.

6. ¿Qué le parece más difícil para seguir su tratamiento?
   - Seguir la franja horaria.
   - Tomar varias pastillas a la vez.
   - Repartir la medicación por horas.
   - Fragmentar comprimidos.
   - Ninguna de las anteriores.

7. Cuando tiene alguna duda sobre su medicación, ¿a quién consulta, para que se la solucione?
   - Su enfermero/a.
   - Su médico/a de familia.
   - Su médico especialista.
   - Su farmacéutico.

En relación con insuficiencia renal crónica responda:

8. ¿Cuántas pastillas toma al día?
   - 1.

- 2.
- 3 o más.

9. ¿Cree que la información que ha recibido sobre el tratamiento de la insuficiencia renal crónica ha sido suficientemente clara?
- Sí.
- No.

10. ¿Cuánto tiempo hace que toma tratamiento para la insuficiencia renal crónica?
- Menos de 6 meses.
- Entre 7 meses -1 año.
- Entre 1-2años.
- Más de 2 años.

11. ¿Se olvida de tomar alguna vez los medicamentos para su hipertensión?
- Sí.
- No

12. ¿Es descuidado con la hora que debe tomar la medicación?
- Sí.
- No.

13. Cuando se encuentra bien ¿deja de tomar la medicación?
- Sí.
- No.

14. Si alguna vez se sienta mal ¿deja de tomarla?
- Sí.
- No.

Gracias por su colaboración.

Anexo iv. Permiso de Comité de Ética

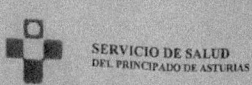

SERVICIO DE SALUD
DEL PRINCIPADO DE ASTURIAS

HOSPITAL UNIVERSITARIO CENTRAL DE ASTURIAS

Comité de Ética de la Investigación del Principado de Asturias
Avda. de Roma s/n
33011.-Oviedo
Tfno: 985.10.79.27/985.10.80.28
e-mail: ceicr_asturias@hca.es

Área Sanitaria

Oviedo, 10 de Marzo de 2017

El Comité de Ética de la Investigación del Principado de Asturias ha evaluado el Estudio nº 78/17, titulado: "EVALUACIÓN DEL CUMPLIMIENTO TERAPÉUTICO DE LOS PACIENTES CON INSUFICENCIA RENAL CRÓNICA SOMETIDOS A HEMODIÁLISIS". Investigadora Principal Dña Isabel González Rubín.

El Comité ha tomado el acuerdo de considerar que el citado estudio reúne las condiciones éticas necesarias para poder realizarse y, en consecuencia, emite su autorización.

Le recuerdo que deberá guardar la máxima confidencialidad de los datos utilizados en este estudio.

Le saluda atentamente.

Fdo: Eduardo Arnáez Moral
Secretario del Comité de Ética de la Investigación
del Principado de Asturias

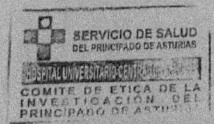

SERVICIO DE SALUD
DEL PRINCIPADO DE ASTURIAS
HOSPITAL UNIVERSITARIO CENTRAL
COMITÉ DE ÉTICA DE LA
INVESTIGACIÓN DEL
PRINCIPADO DE ASTURIAS

www.ingramcontent.com/pod-product-compliance
Lightning Source LLC
Chambersburg PA
CBHW060348290526
45791CB00004B/1590